AF476380

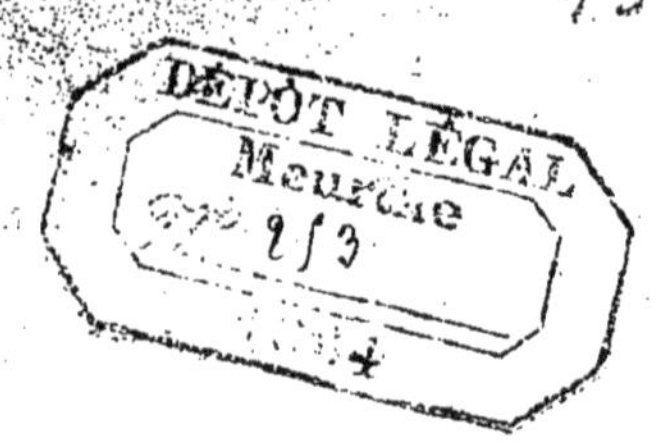

EXAMEN ETHNOLOGIQUE

DES

TÊTES DE S^{T} MANSUY ET DE S^{T} GÉRARD

ÉVÊQUES DE TOUL

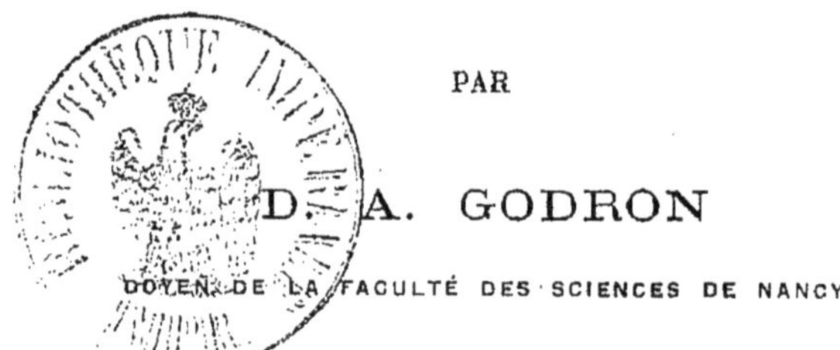

PAR

D. A. GODRON

DOYEN DE LA FACULTÉ DES SCIENCES DE NANCY

NANCY

Ve RAYBOIS, IMPRIMEUR DE L'ACADÉMIE DE STANISLAS

Faubourg Stanislas, 3

1864

(*Extrait des Mémoires de l'Académie de Stanislas, 1864.*)

Nancy, imprimerie de v[e] Raybois, rue du faub. Stanislas, 3.

EXAMEN ETHNOLOGIQUE

DES

TÊTES DE SAINT MANSUY ET DE SAINT GÉRARD

ÉVÊQUES DE TOUL

Il est une source à laquelle les anthropologistes n'ont pas jusqu'ici puisé et qui pourrait fournir des renseignements précieux à l'étude des races humaines, je veux parler des reliques des saints, surtout lorsque ces vénérables personnages ont longtemps habité le pays où leurs restes ont été conservés et qu'ils ont occupé un rang tel que leur tombeau et les diverses circonstances relatives à leur existence, sont restés parfaitement connus des populations au milieu desquelles ils ont vécu.

Malheureusement, il arrive rarement que ces restes, renfermés et scellés dans la châsse qui les contient, puissent être l'objet d'une étude scientifique suffisante. J'ai eu récemment cette bonne fortune et voici à quelle occasion.

Monseigneur Lavigerie, évêque de Nancy, ayant ordonné une révision des reliques de son diocèse, une question embarrassante se présenta tout d'abord. Les têtes de saint Mansuy et de saint Gérard, tous deux évêques de Toul, le premier au quatrième siècle, le second au dixième, avaient été placées dans le même reliquaire. Les étiquettes anciennes ayant été séparées des restes qu'elles désignaient, il y avait à résoudre une question d'identité. Monseigneur l'Evêque me pria de me joindre à la commission d'ecclésiastiques chargée par lui de l'examen des reliques, pour chercher la solution de cette difficulté.

Ne connaissant pas l'histoire de ces deux saints, je me rendis à la réunion sans aucune idée préconçue ou plutôt avec la présomption que, dans une question de cette nature, mon intervention n'aurait vraisemblablement aucun résultat, relativement au point qu'il s'agissait de résoudre.

Toutefois, lorsque les deux têtes dont il est ici question furent mises sous mes yeux, je reconnus immédiatement l'une d'elles comme présentant le type gaulois brachycéphale le mieux caractérisé, tel que le décrit W. Edwards (1), tel que je l'ai observé sur des mil-

(1) W. Edwards, *Des caractères physiologiques des races humaines considérés dans leurs rapports avec l'histoire,* Paris, 1829, in-8° p. 65. — D'après les observations faites par plusieurs membres éminents de la Société d'anthropologie de Paris et notamment par MM. Dareste, Pruner-bey, Lagneau, Rameau, etc. (*Mémoires de la Société anthropologique de Paris,* t. 2, p. XXIX),

liers de têtes, dans les charniers de Pagny-sur-Moselle, de Bettborn, de Sarraltroff, d'Avricourt et plus récemment dans le sol de l'église St-Epvre de Nancy, qui vient d'être démolie, tel enfin que je l'ai dépeint dans mon *Etude ethnologique sur les origines des populations lorraines.*

L'autre tête, extrêmement remarquable par sa conformation, est évidemment celle d'une autre variété humaine et, me rappelant la description que Retzius a donnée des têtes suédoises (1), j'ai soupçonné tout d'abord qu'elle appartenait à l'une des races du nord de l'Europe.

Or, on m'apprit, séance tenante, que saint Gérard était Gaulois et saint Mansuy Ecossais. Mais la seconde

---

ce type ne serait ni le type celtique ou gaël, ni le type kymri, caractérisés l'un et l'autre par un crâne dolichocéphale, mais l'ancienne race qui peuplait notre patrie avant les invasions des Celtes et des Kymris. Or, en Lorraine, les têtes brachycéphales, semblables à celles du saint dont il est ici question, appartiennent à peu près exclusivement aux populations des campagnes et sont de beaucoup dominantes dans nos grandes villes, telles que Metz et Nancy. W. Edwards a constaté le même fait en Bourgogne, dans le Lyonnais, le Dauphiné, la Savoie jusqu'au mont Cenis (*Ibidem*, p. 65). Il faut donc en conclure que l'ancienne population de ces provinces, ainsi que celle de la Lorraine, n'a pas été refoulée par les invasions celtique et kymrique, mais qu'elle a absorbé à peu près complétement ses vainqueurs.

(1) A Retzius, *Om formen af Nordboernes Cranier*, Stockholm, 1843, in-8°, p. 5.

indication, comme nous le verrons plus loin, ne serait pas exacte, si l'on attache au mot *Ecossais* le sens que nous lui appliquons aujourd'hui.

La première tête, présentant le type gaulois brachycéphale, est donc celle de saint Gérard et la seconde doit être celle de saint Mansuy. Or cette conclusion a été bientôt confirmée par de nouvelles preuves tout à fait inattendues.

Ces deux évêques sont morts à Toul, et leurs tombeaux y ont été, dès l'origine, fréquentés par un grand nombre de pèlerins (1). Leurs corps entiers existaient donc primitivement dans les églises de Toul; mais une partie de leurs ossements en ont été distraits, il y a longtemps, et envoyés comme reliques dans d'autres églises du pays. Or, celles-ci avaient été réunies des différents dépôts à l'Evêché. J'avais remarqué que la tête de saint Mansuy a une couleur brune très-prononcée, tandis que celle de saint Gérard a conservé sa teinte naturelle. Or, les autres parties de chacun des squelettes devaient présenter une coloration identique à celle du crâne. C'est ce qu'il fut facile de vérifier immédiatement sur un humerus et une portion d'omoplate de saint Mansuy, qui portaient encore solidement fixées leurs anciennes étiquettes; ces os et la tête sont

(1) *Acta episcoporum tullensium*, cap. 14, p. 96 et Bollandistes, *Acta sanctorum septembris*, t. I, p. 629.

d'une teinte absolument semblable. La contre-épreuve fut faite sur un humérus de saint Gérard. Ces comparaisons confirmèrent pleinement nos premières appréciations.

Enfin, un troisième ordre de preuves, parfaitement concordantes avec les précédentes, vint encore nous fournir un nouvel élément de conviction. Ayant demandé à voir les anciennes étiquettes des deux têtes, je lus sur l'une : *Caput St Mansueti cum quatuor dētibus visit. anno Dñ 1614*, et sur l'autre : *Caput S^ti Gerardi episcopi tull. revisum die 15ª julii 1776*. Or, la tête reconnue pour celle de saint Mansuy porte, en effet, quatre dents, et celle de saint Gérard n'en présente plus aucune.

La question d'identité étant ainsi résolue, j'eus le désir de m'occuper de la question anthropologique. Je pus étudier à loisir ces deux têtes et mon fils les dessina sous mes yeux (1). Je vais les décrire.

Tête de saint Mansuy. — Elle est dolichocéphale et présente les dimensions suivantes :

Diamètre antéro-postérieur..........	0 m. 206
Diamètre bipariétal.................	0 m. 143
Diamètre biauriculaire..............	0 m. 108

(1) Je dois surtout beaucoup de reconnaissance à M. l'abbé Jambois, grand-vicaire de l'Evêché, qui mit la plus grande obligeance à faciliter cette étude.

D'une arcade zygomatique à l'autre ..... 0 m. 141
Hauteur verticale du crâne prise du grand trou occipital au vertex .... 0 m. 142
Circonférence au niveau des arcades sourcillières .... 0 m. 590

Le crâne est étroit relativement à sa longueur et se distingue, en outre, par la prédominence de sa partie occipitale; il se retrécit encore latéralement vers le haut et cette étroitesse du crâne contraste avec la face qui offre un développement remarquable surtout en largeur.

Le front est fuyant; les arcades sourcilières sont larges et très-saillantes et la protubérance nasale est prononcée.

Au-dessus de ces parties, on distingue nettement une dépression transversale suivant le contour des arcades sourcilières. La suture sagittale offre à sa partie postérieure un léger sillon. La protubérance occipitale externe est circonscrite, extrêmement saillante et tuberculeuse. Toutes les empreintes musculaires placées au-dessous sont très-prononcées (1).

Les orbites sont grands et leur pourtour rappelle en

---

(1) Ce crâne n'est pas sans analogie avec celui qui a été trouvé par Smerling dans la caverne d'Engis. (*Recherches sur les ossements fossiles découverts dans les cavernes de la province de Liége.*) Liége, 1833, in-4°, t. I, p. 60, tab. I, fig. 1 et 2).

quelque façon la forme carrée avec les angles arrondis ; leur paroi postérieure a été brisée.

Les os malaires sont saillants ; les arcades zygomatiques s'écartent plus du crâne que d'habitude et se dégagent complétement en projection, ce qui est facile à constater en examinant la tête de haut en bas suivant la méthode de Blumenbach. Cette circonstance indique un muscle crotaphyte épais et puissant. Les os propres du nez sont saillants.

La mâchoire supérieure, sans présenter de trace de prognatisme, a quelque chose de massif et il en est de même du bord alvéolaire. La largeur de cette mâchoire est de 0 m. 066 et sa longueur antéro-postérieure est de 0 m. 061.

Les quatre dents qu'elle porte y sont encore très-solidement implantées; leur couronne est fortement usée. La mâchoire inférieure manque.

Généralement les trous par lesquels passaient les vaisseaux sont larges et bien ouverts.

Tête de saint Gérard. — Elle est brachycéphale et présente les dimensions suivantes :

Diamètre antéro-postérieur..........	0 m. 179
Diamètre bipariétal..................	0 m. 153
Diamètre biauriculaire	0 m. 110
D'une arcade zygomatique à l'autre....	0 m. 138
Hauteur verticale du crâne prise du grand trou occipital au vertex......	0 m. 135

Circonférence au niveau des arcades sourcilières.................... 0 m. 552

Cette tête est d'un beau type. Le crâne est large surtout en arrière ; vu de haut en bas il est brièvement ovale et sa voûte est régulièrement arrondie. Le front est rond aussi et assez élevé. Les arcades sourcilières sont peu prononcées, sans aucune dépression transversale au-dessus. L'occipital est également arrondi et sa protubérance externe peu saillante et peu rugueuse s'étend de chaque côté en une arcade lisse (ligne courbe supérieure); un os sésamoïde se voit à l'angle supérieur. La portion écailleuse de l'un et de l'autre temporal est tronquée et raccourcie en avant, ce qui lui donne un bord antérieur presque droit au lieu d'être courbe; mais la grande aile du sphénoïde en est d'autant plus développée et a gagné en largeur ce que le temporal a perdu. Notre planche 2 indique nettement cette disposition.

Les orbites sont presque ronds. Les os propres du nez sont peu saillants et moins longs que sur la tête précédente. Les arcades zygomatiques sont assez peu écartées du crâne pour qu'on les aperçoive à peine lorsqu'on regarde la tête de haut en bas.

La mâchoire supérieure est relativement petite. Sa largeur est de 0 m. 062 et sa longueur antéro-postérieure est de 0 m. 056. Toutes les dents sont depuis longtemps sorties de leurs alvéoles.

La mâchoire inférieure manque.

Les deux têtes, que nous venons de décrire, sont donc très-différentes l'une de l'autre et nous nous demandons s'il est possible de déterminer à quelle variété humaine ces deux anciens évêques de Toul appartiennent.

Suivant tous les hagiographes, saint Gérard était Gaulois, et l'examen de sa tête n'infirme pas cette assertion. Elle présente, en effet, tous les caractères du type gaulois brachycéphale, comme je l'ai avancé.

La question présente plus de difficultés relativement à la tête de saint Mansuy. Suivant Dom Calmet (1), ce saint est né en Ecosse. Il n'est pas possible d'admettre cette assertion; car le christianisme ne pénétra en Ecosse qu'au sixième siècle et saint Mansuy fut évêque de Toul pendant le quatrième (2). Mais tous les anciens hagiographes et notamment Franciscus Irenicus et Chinius (3) disent positivement qu'il était *natione Scotus*,

---

(1) Dom Calmet, *Histoire ecclésiastique et civile de Lorraine;* in-f°, 1728, t. I, p. xxvij.

(2) Les prédications chrétiennes s'étaient fait entendre de bonne heure en Irlande; on cite plusieurs évêques tels que Declan, Ailbe, Kiéran et Ibar qui évangélisèrent cette île en partie, avant l'époque où saint Patrick rattacha à peu près complétement ce pays à la nouvelle croyance. (Ma-Geoghegan, *Histoire d'Irlande,* t. 1, p. 159). Or, saint Patrick commença son apostolat en 432.

(3) Irenicus et Chinius, apud Urserium, *Primordia Ecclesiarum britannicarum,* cap. XV, p. 747 et 748.

c'est-à-dire Scott. Or la nation des Scotts habitaient l'Irlande qui portait alors le nom de *Scotia major* (1), qu'elle conserva jusqu'au dixième siècle.

Ce qui confirme, du reste, l'origine irlandaise de saint Mansuy, c'est que son tombeau attirait beaucoup de pèlerins de la terre d'Erin et qu'à l'époque de saint Gérard il existait à Toul, depuis bien longtemps, près de sa sépulture, une communauté de religieux de ce pays (2).

Nous ferons, en outre, observer que les couvents fondés en Allemagne, au septième et au huitième siècles par des missionnaires Irlandais portent encore aujourd'hui le nom de *Schottenklöster*.

L'histoire nous apprend donc que saint Mansuy est né en Irlande. La science anthropologique justifie-t-elle cette opinion? Il existe encore en Irlande comme cela résulte des savantes recherches de M. le docteur Wilde, de Dublin (3), deux types humains prédominants et très-caractérisés, l'un brachycéphale, l'autre

---

(1) L'Irlande reçut le nom de *Scotia major* par opposition avec la *Scotia minor* ou partie septentrionale de l'Ecosse actuelle, envahie au 5e siècle de notre ère par une colonie de Scotts venus d'Irlande (Staniburst, lib. 1. p. 17 et James Cowles Prichard, *The Eastern origine of the Celtic nations proved by comparison with the Sanskrit, Greck, Latin and Teutonic languages*).

(2) Dom Calmet, *Ibid.*, t. I, p. XXX.

(3) *Mémoires de la Société d'anthropologie de Paris*, tome 2, p. 28.

dolichocéphale. Or la tête de saint Mansuy se rapporte très-bien aux descriptions que nous possédons du type dolichocéphale irlandais. Je vais plus loin, cette tête présente exactement, ou à deux millimètres près, les différentes dimensions en longueur, en largeur et en circonférence, qu'offrent deux têtes irlandaises, mises par M. Pruner-bey sous les yeux de la société d'anthropologie de Paris, dans sa séance du 18 juin 1863 (1).

Mais l'Irlande, avant le temps dont nous parlons, fut envahie par des peuples de races et de langues diverses, par les Celtes, par les Kymris, par les Scandinaves et peut-être par les Finois et les Ibères ; il ne faut pas oublier non plus la race primitive ou autochtone.

A laquelle de ces variétés humaines appartenait saint Mansuy ?

Si l'on veut juger la question, en se fondant uniquement sur des moyens d'investigation que fournit la philologie, il est certain que les paysans Irlandais, comme ceux de la haute Ecosse, des Hébrides et de l'île de Man, parlent encore aujourd'hui un idiome gaélique. Faut-il en conclure que les Irlandais sont des Celtes ? Nous n'irons pas jusque-là ; nous constaterons seulement que parmi les diverses nations qui, aux époques

---

(1) *Bulletins de la Société d'anthropologie de Paris*, tome 4, p. 320.

anciennes, envahirent successivement la terre d'Erin, ce sont les Celtes qui ont su faire prédominer leur langage, comme ils l'ont également répandu dans la plus grande partie de la Gaule.

Dans ces deux pays, la race brachycéphale n'était ni celtique, ni kymrique, et par conséquent ne devait pas originairement parler l'un des deux idiomes de la langue celtique ; cette langue, la race brachycéphale l'a évidemment empruntée à ses vainqueurs.

Ce qui rend la solution de cette question delicate, c'est que deux races dolichocéphales se sont trouvées en présence sur le territoire de l'Irlande, les Celtes et les Scandinaves. Or la conformation de la tête dans ces deux types anciens n'est pas sans présenter de nombreuses et d'importantes analogies ; le crâne est allongé et étroit dans l'un comme dans l'autre, et la rainure, que présente à sa partie postérieure la suture sagittale, constitue aussi un caractère commun.

Toutefois, suivant James Cowles Prichard (1), les anciens Celtes irlandais formaient une famille particulière, originairement distincte des Celtes-Bretons et des Celtes-Gaulois. Or ces Celtes-Irlandais n'étaient-ils pas des Scandinaves ? Ce qui donne quelque poids à cette

(1) J. C. Prichard, *The Eastern origine of the Celtic nations proved by comparison with the sanskrit, greck, latin and teutonic languages.*

supposition, c'est qu'il est bien établi aujourd'hui que l'accession de l'élément scandinave a été considérable en Irlande. Mais Retzius (1) a constaté qu'il existe un caractère principal qui différencie les deux races, c'est la prédominance occipitale qu'on observe encore aujourd'hui sur les habitants de la Suède et que nous retrouvons sur la tête de saint Mansuy. Il est donc vraisemblable que notre premier évêque de Toul appartenait par son origine à cette grande fraction de la population de l'Irlande qui descendait de la souche scandinave.

(1) Retzius, *Om formen af Nordboernes Cranier*, Stockholm, 1843, in-8°, traduit par le Dr Courty dans les *Annales des sciences naturelles*, 5e série, t. 6 (1846), p. 155.

www.ingramcontent.com/pod-product-compliance
Ingram Content Group UK Ltd.
Pitfield, Milton Keynes, MK11 3LW, UK
UKHW020232200726
13856UKWH00004B/1717

9 782011 749062